AF385334

SUR LE LYMPHADÉNOME

PAR

Georges DAYMARD,

Docteur en médecine de la Faculté de Paris;

PARIS
A. PARENT IMPRIMEUR DE LA FACULTÉ DE MEDECINE
34, RUE MONSIEUR-LE-PRINCE, 34

—

1879

RECHERCHES CLINIQUES

SUR LE LYMPHADÉNOME

SUR LE LYMPHADÉNOME

PAR

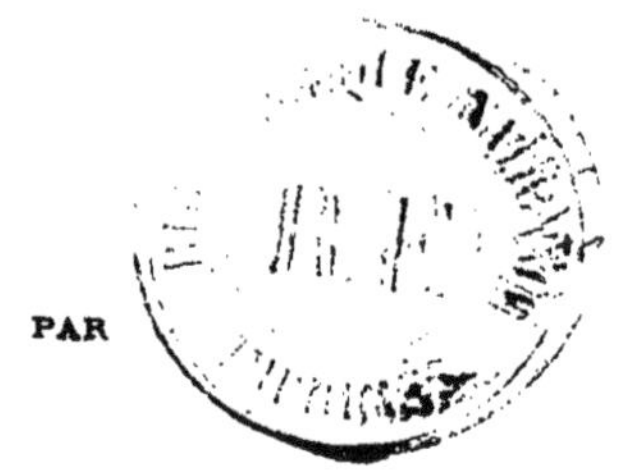

Georges DAYMARD,

Docteur en médecine de la Faculté de Paris.

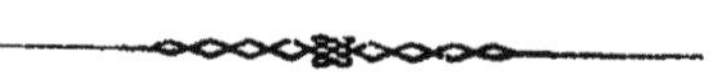

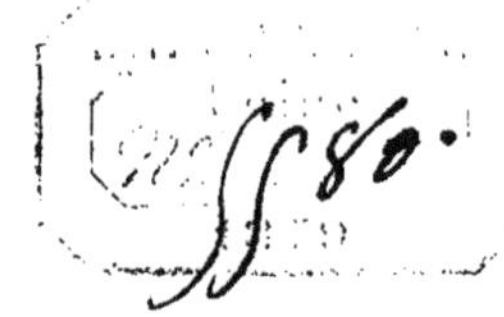

PARIS

A. PARENT IMPRIMEUR DE LA FACULTE DE MEDECINE

31, RUE MONSIEUR-LE-PRINCE, 31

—

1879

SUR LE LYMPHADÉNOME

Le lymphadénome est une affection encore
mal déterminée au point de vue de sa véritable
nature histologique et de sa marche clinique.
Notre but est de grouper un certain nombre de
faits personnels qui nous paraissent se rattacher
au lymphadénome vrai, au lymphadénome bénin.
Nous voulons chercher s'il n'existe pas une forme
de cette affection, bénigne, que l'on puisse distinguer des néoplasmes malins des ganglions.

Nous ferons cette étude au point de vue clinique, après avoir rappelé seulement l'opinion
la plus répandue au sujet de la nature histologique
de ces tumeurs.

Nous ne discuterons pas les relations qui peuvent exister entre le lymphadénome et la leucocythémie; c'est cette relation qui donne au lymphadénome dans certains cas un caractère infec-
tieux. Dans la plupart des observations on ne
signale pas la présence dans le sang d'une quan-

tité anormale de leucocytes ; c'est surtout cette forme bénigne du lymphadémone dont nous aurons à parler.

La question est difficile ; pour s'en convaincre il suffit de parcourir l'historique et l'exposé des doctrines de l'exellente thèse d'agrégation de M. Humbert.

Au début de ce travail, et pour bien limiter notre sujet, nous ne saurions mieux faire que de citer quelques lignes d'une leçon de M. Duplay publiée dans le numéro du 7 octobre 1876 du Progrès médical.

« Un ganglion lymphatique se compose de deux éléments associés : l'un *cellulaire* ou mieux *glandulaire*, et l'autre conjonctif et réticulé, véritable émanation de la membrane d'enveloppe. Les deux éléments peuvent s'exagérer parallèlement, et l'on donne à cette hypertrophie irrégulière le nom de *lymphadénome* ou d'hypertrophie vraie. Dans d'autres cas l'hyperplasie porte sur un seul des éléments, à l'exception de l'autre, et la tumeur qui en résulte est un *lymphosarcome*. Sa constance indique assez bien lequel des deux éléments a dépassé l'autre : la prolifération cellulaire produit le lymphosarcome mou ; la conjonctive le lymphosarcome dur. r, sans que l'histologie ait pu jusqu'à présent nous en donner la raison, ces trois formes d'hyperplasie ganglionnaires (lymphadénome, lymphosarcome mou, lymphosarcome dur) sont susceptibles de

revêtir les types cliniques les plus dissemblables.
En effet, tandis que certaines de ces tumeurs
conservent indéfiniment un caractère de bénignité parfaite, d'autres présentent le pronostic
le plus grave, soit qu'elles affectent d'emblée
la marche des tumeurs les plus malignes, c'est-
à dire qu'elles se généralisent et récidivent sur
place, soit qu'elles n'acquièrent le caractère de
malignité qu'après être restées plus ou moins
longtemps stationnaires. »

ANATOMIE PATHOLOGIQUE.

Les ganglions hypertrophiés offrent une consistance variable qui diffère d'un ganglion au
ganglion voisin ; ordinairement cette consistance
est assez dure, à moins de dégénérescence de la
partie centrale de l'organe. Les ganglions peuvent conserver leur indépendance respective,
mais le plus souvent des tractus celluleux les unis-
sent, et quand les liens sont très étroits les ganglions peuvent former une seule masse bosselée.

Ces tumeurs contractent des adhérences non-
seulement entre elles, mais encore avec les organes voisins, et c'est là la cause de certaines
difficultés dans leur abbation. Les tractus celluleux peuvent en effet contenir des veines ou
des artérioles qu'il est difficile de distinguer, ce
qui force parfois le chirurgien d'appliquer pendant l'opération beaucoup plus de ligatures pré-

ventives que cela ne serait nécessaire, sous peine d'avoir à craindre des hémorrhagies consécutives. D'autre part ces ganglions peuvent être adhérents à de gros vaisseaux ou à de gros nerfs, et donner ainsi lieu pendant l'opération aux complications les plus désastreuses.

Les lymphadénomes peuvent, sans s'unir aux parties environnantes les déplacer, les comprimer, comme cela arrive dans le cou, par exemple, pour le faisceau vasculo-nerveux de la région parotidienne, pour le larynx et pour la trachée. Le lymphadénome donne ainsi lieu à divers symptômes, dont nous parlerons bientôt ; mais il n'a pas comme la forme maligne autant de tendance à envahir par continuité de subtance les tissus voisins : peau, artères, veines, os. Dans ces deux cas le mode d'action est très différent.

Quand l'affection doit avoir une terminaison funeste (et cela peut se montrer même dans les cas que nous étudions spécialement sous le nom de lymphadénome bénin) les tumeurs peuvent se généraliser non seulement dans les diverses régions ganglionnaires de l'économie, mais encore dans certaines viscères où les ganglions n'existent pas à l'état normal.

« Les lymphadénomes de *l'estomac* ont un aspect particulier, ce sont des saillies bosselées ayant 2 à 5 centim. de longueur et 2 à 3 d'épaisseur. Grisâtres, offrant souvent des tâches rougeâtres résultant d'echymoses, ils ont une surface molle avec des saillies contournées rappelant les circonvolutions intestinales ; ils sont fort souvent ulcérés ; j'ai vu de ces tumeurs chez des sujets en apparence bien portants, et qu'on avait prises à l'autopsie pour des cancers encéphaloïdes auxquels elles ressemblaient extrêmement.

« Les lymphadénomes de l'estomac reposent sur une base épaissie, la muqueuse est indurée autour. Après le durcissement, on voit nettement sur une coupe perpendiculaire de la tumeur des glandes tuberculeuses devenues graisseuses, et entre elles un tissu conjonctif réticulé caractéristique. Les glandes comprimées par les cellules environnantes s'atrophient, et on ne trouve plus alors que le tissu réticulé du lymphadénome avec des débris de glandes ou même ce tissu tout seul. » (Laboulbène.)

Le lymphadénome de l'intestin rappelle exactement par sa forme celui de l'estomac.

Dans le *foie* la généralisation lymphatique peut se montrer sous deux formes : ou bien il se produit de petites tumeurs nettement circonscrites et de volume variable ; ou bien le tissu réticulé accompagne un rameau vasculaire qu'il englobe, et envoie des prolongements dans les tissus sains, où il circonscrit des groupes de cellules hépatiques qui subissent la dégénérescence granulo graisseuse.

La *rate* est très souvent le siége d'une hypertrophie ou de tumeurs secondaires qui prennent naissance dans les glomérules de Malpighi.

Les lymphadénomes spléniques, dit M. le professeur Laboulbène, sont des tumeurs hyper-adéniques lymphoïdes, ressemblant extrêmement au cancer dit encéphaloïde et au tubercule. Ces tumeurs multiples représentent un tissu adénoïde de formation nouvelle, rappelant la même lésion dans les ganglions lymphatiques. Les corpus-cules de malpighi peuvent acquérir le volume d'une petite graine, d'un pois, d'une noisette, d'une noix ; les trabécules sont hypertrophiées en volume et en nombre, épaisses avec des cellules-fibres de formation nouvelle. Les splénadénomes font saillie à la manière de bosselures d'un gris rougeâtre ou jaunâtre, sur la masse rouge vio-lacée ou brune de la rate ; leurs limites sont peu arrêtées. Dans certains cas les proéminences sont très-nombreuses et donnent à la rate une forme bosselée.

Dans les *reins* on peut également trouver de petites productions néoplasiques formées dans la substance corticale, autour des glomérules de Nalpighi, ou dans ces glomérules eux-mêmes, et s'étendant de là vers les canalicules urinifè-res, dont elles distendent les intervalles (Rind-fleisch).

Les lymphadénomes peuvent encore se mon-trer mais rarement dans le système respiratoire et dans les organes de la locomotion.

Les lymphadénomes du *larynx* sont petits, nodulaires, parfois aplatis, et on les observe concurramment dans le larynx, la trachée et les bronches. Ils sont formés de tissu réticulé et des éléments cellulaires propres à ce genre de tumeurs.

Les lymphadénomes *osseux* ont les plus grands rapports avec les épithéliomes. Ils se présentent chez les sujets atteints de tumeurs lymphatiques généralisées. A l'œil nu ils ressemblent à des carcinomes ; le microscope y montre un tissu réticulé avec des mailles remplies d'éléments lymphatîques (Laboulbène, *loc. cit.*).

Aspect macroscopique. — A la coupe on voit le ganglion entouré par une capsule fibreuse d'une épaisseur généralement uniforme, quelquefois enflammée, et par suite épaissie et adhérente par place. Le tissu du ganglion est grisâtre ou gris-rosé. On y peut trouver des parties opaques, caséiformes, lardacées.

Caractères histologiques. — Le lymphadénome bénin est formé par une trame et des éléments cellulaires : la trame est formée par le tissu réticulé des ganglions, présentant des noyaux ovalaires au niveau des entrecroisements. Dans ces mailles on trouve des cellules de 10 à 20 centimètres, contenant ou non des noyaux et du pigment sanguin ; en outre quelques cellules d'apparence fusiformes, en

réalité aplaties, contenant des noyaux ovalaires
et provenant de la paroi du vaisseau ; enfin des
globules rouges et des noyaux de différents diamètres résultant de la déchirure des cellules qui
les contenaient. Ces éléments obtenus par le râ-
clage ne donnent que des notions insuffisantes
sur la nature de la tumeur et ne peuvent la dif-
férentier des sarcomes et des carcinomes encéphaloïdes dont souvent on ne pourrait pas la distinguer non plus à l'œil nu (Cornil et Ranvier).
C'est donc surtout dans la disposition réciproque
des éléments, et dans la présence du reticulum
que consistent les caractères spécifiques du lymphadénome simple. Le tissu réticulé part des capillaires.

Dans le cas d'adénie, les vaisseaux sont remplis de globules rouges qui ne se colorent pas
par le carmin. Enfin, dans les cas de leucocythémie, les capillaires sont remplis de globules
blancs colorés par ce réactif (Cornil et Ranvier).

ÉTIOLOGIE.

On a attribué au lymphadénome plusieurs
causes : la scrofule, la syphilis, l'alcoolisme. On
a signalé l'influence du séjour dans un lieu hu-
mide. M. Darrasse a retrouvé cette influence
chez trois des malades qu'il a observés. Mais
c'est là une cause un peu banale et qui se ren-
contre trop rarement pour qu'on puisse lui at-

tribuer quelque valeur. M. le professeur Jaccoud signale les privations, la faiblesse de la constitution. Ce sont là encore des causes un peu vagues, et qui, du reste, ont manqué dans toutes nos observations personnelles. De même l'influence des diathèses ne saurait être admise absolument. On ne peut pas dire davantage qu'elles agissent comme causes prédisposantes en produisant la débilitation de l'individu, car les malades affectés de lymphadénomes sont souvent très-vigoureux. Trousseau dans ses cliniques sur l'adénie, qu'il a si bien décrite, a insisté sur ce fait que des lésions de voisinage peuvent être la cause du développement des ganglions. Cette étiologie peut se rencontrer dans un certain nombre de cas; mais elle est loin d'être constante, et on ne la retrouve que dans un nombre très-restreint d'observations.

Chez un malade dont M. Letulle a présenté les pièces à la Société anatomique, au mois de février 1876, et dont M. Trélat a parlé quelque temps après à la Société de chirurgie, il y avait eu un coup violent porté sur le scrotum longtemps avant l'apparition d'un lymphadénome du testicule.

Nous donnons ici un résumé de cette observation à cause de ce qu'elle offre de particulier au point de vue de l'étiologie et du siége de sa tumeur.

Obs. I. — Un homme de 57 ans entre le 26 janvier 1876 à l'hôpital de la Charité, service de M. le professeur Trélat. Ce malade porte une tumeur qui augmente considérablement la moitié gauche du scrotum. La peau est distendue, sillonnée de nombreuses veines, mais non adhérente. Elastique et rénitente en avant, la tumeur est dure et irrégulière à sa face postérieure, la sensibilité est obtuse au palper excepté en arrière et en bas où la pression cause une douleur assez vive. Le malade accuse des troubles fonctionnels peu marqués. Le canal déférent du côté de la tumeur est un peu plus gros et plus douloureux que du côté opposé.

A l'âge de 12 ans cet homme reçut un coup d'une barre de fer qui pénétra dans le scrotum ou dans la région périnéale. A 20 ans il fut exempté du service pour son testicule qui était atteint vraisemblablement de varicocèle. Il se maria jeune et il a eu quatorze enfants dont huit vivants et bien portants.

Le malade présente quelques antécédents scrofuleux ; il a eu une blennorrhagie avec érosion chancreuse à 42 ans, mais pas de trace de syphilis. La tumeur qui date de sept à huit ans augmente rapidement depuis six mois, surtout à sa partie supérieure.

On prescrit : iodure de potassium et sirop de Gibert ; mais la tumeur augmente rapidement. On fait la castration le 23 février avec l'anse galvano-caustique. La tumeur fait saillie sur la coupe, elle est constituée dans sa moitié inférieure par un noyau central ovoïde de 5 centimètres qui, au premier abord, rappelle la glande testiculaire transformée, d'une couleur rose pâle ; cette zone vaguement lobée est séparée de la cavité vaginale par une couche d'un blanc nacré, beaucoup plus dure et plus résistante formant une zone périphérique qui se perd au-dessus de la région testiculaire dans les végétations qui constituent la moitié supérieure de la tumeur. Sa consistance, dans cette moitié supérieure, est plus dure, presque ligneuse, la tunique vaginale est épaissie et adhérente au néoplasme, la cavité est cloisonnée.

Là tumeur examinée par M. Malassez était un lymphadénome. En teminant l'exposé des résultat s de son examen M. Malassez fait remarquer que le néoplasme a détruit les parenchymes et les a transformés, non en les refoulant devant lui, mais en les envahissant de façon à les rendre méconnaissables.

Le malade suivi pendant deux mois fut atteint bientôt dans le testicule droit d'une tumeur analogue ; cependant la cicatrisation se fit rapidement et sans accidents.

L'ancienneté du traumatisme rend au moins douteuse cette étiologie chez le malade de M. Trélat. Le traumatisme ne saurait être la cause unique d'un lymphadénome, mais chez un malade prédisposé il peut provoquer la localisation de cette affection.

En somme ce qui ressort des considérations auxquelles nous venons de nous livrer, c'est que l'étiologie est tout à fait obscure, et qu'il n'existe à ce sujet rien de certain ; il résulte seulement de la lecture des observations que le lymphadénome se montre le plus souvent chez des sujets vigoureux ; qu'il est plus commun chez l'homme que chez la femme dans le rapport de 2 à 1, et qu'on l'observe surtout de 20 à 30 ans.

Quant à la *nature* de l'affection, MM. Ranvier, Jaccoud, Potain, admettent que le lymphadénome n'est qu'un symptôme d'une diathèse qu'ils appellent diathèse lymphogène ou lymphadénie. Il est certain que cette diathèse peut

se compliquer de l'apparition consécutive de
lymphadénome; d'autre part les lymphadénomes à leur période ultime peuvent se compliquer d'œdème (Panas), mais il faut également
admettre que le lymphadénome pur peut évo-
luer pendant très-longtemps sans qu'il se manifeste de symptômes généraux ; la lymphadénie
serait donc latente. En résumé, le plus souvent,
le lymphadénome est une affection primitive-
ment locale, sans rapport obligé avec l'adénie.

SYMPTÔMES.

Les malades rapportent généralement le début
de leur affection à l'époque où pour la pre-
mière fois ils ont remarqué par hasard un petit
ganglion roulant sous leur doigt, sans déterminer ni douleur, ni gêne. Il est bien rare qu'on
puisse les examiner à cette époque, et d'ailleurs
il serait encore difficile de porter un diagnostic,
sauf dans les cas peu nombreux où des ganglions se montrent à la fois en divers points de
l'économie.

Ce ganglion peut augmenter plus ou moins
rapidement de volume, puis diminuer ou même
disparaître presque entièrement pour revenir de
nouveau. Ces alternatives parfois se reprodui-
sent plusieurs mois, une année même ; mais ensuite l'affection progresse, les ganglions voisins
s'hypertrophient, et bientôt on se trouve en pré-

sence d'une masse ganglionnaire définitive, in-
dolente, qui peut cependant entraîner des troubles de voisinage et puis suivre une marche
plus rapide.

Pendant tout ce temps la santé générale est
conservée ; aucune fonction n'est troublée, sauf
celles dont les organes sont voisins de la tumeur.

Nous donnons ci-après quelques-unes des observations que nous avons pu recueillir dans les divers services auxquels nous avons été attaché.

Obs. II. (Personnelle.) — S... (Jules), 29 ans, employé de
commerce, entre le 17 juillet 1876 à l'hôpital Saint-Antoine, salle Saint-Barnabé, lit n° 3, service de M. Benjamin
Anger. Cet homme a eu deux pleurésies à 5 et à 7 ans,
à 12 ans, il a eu la rougeole puis la scarlatine. Il y a trois
ans, à la suite d'une blennorrhagie, il a eu un bubon ; il y
a deux ans il a eu un chancre induré, suivi de roséole sy-
philitique et de psoriasis palmaire. Depuis, plusieurs fois,
il a eu des douleurs de gorge et a perdu ses cheveux.

Il y a deux ans et demi il a remarqué au niveau de la
nuque un petit ganglion qui est resté longtemps sans chan-
ger de volume. Mais l'an dernier, de retour de faire ses
vingt-huit jours comme réserviste, il a vu se produire en
très-peu de temps un développement assez considérable du
ganglion au niveau de la région sous-maxillaire droite.
Peu après un développement analogue s'est manifesté du
côté gauche, et pendant ce temps il a semblé au malade que
le ganglion de la nuque qui s'était montré le premier avait
disparu ; les ganglions se sont ensuite manifesté à la partie
antérieure et médiane du cou.

Lorsque le malade entre à l'hôpital, le 17 juillet, il
présente un développement considérable des deux parties
latérales du cou. On y sent des masses dure, arrondies,

Daymard.   2 d'un volume variant de celui d'une noisette à celui d'une petite noix, s'étendant un peu en arrière du sterno-mastoïdien et assez loin à la partie postérieure. On trouve quelques ganglions à la nuque et à la face antérieure du cou ; mais il n'y a de développement ganglionnaire ni à l'aisselle, ni dans l'aine, sur tous ces ganglions la peau est mobile, sans altération.

Le malade ne souffre pas, il n'y a qu'un peu de gêne dans les mouvements du cou, pas de compression, la respiration, la déglutition, etc., sont conservées. Toutes les fonctions de l'économie sont normales ; pas d'amaigrissement.

Au mois d'août on sent dans l'aisselle quelques ganglions durs, volumineux ; au cou les ganglions paraissent subir quelques oscillations locales : un ganglion, par exemple, se montre en un point pour disparaître quelque temps après.

Au mois de septembre la peau commence à rougir et à s'ulcérer sur les parties latérales au niveau des points les plus saillants.

M. B. Anger refuse d'opérer ce malade à cause de l'extension considérable qu'a pris le lymphadénome et des adhérences qu'il affecte sans doute avec les vaisseaux et les nerfs profonds du cou. Le malade est sorti de l'hôpital à cette époque ; nous l'avons perdu de vue.

Obs. III. (Personnelle.) — L... (Charles), âgé de 57 ans charron, entre le 10 janvier 1876 à l'hôpital Saint-Antoine, salle Saint-Barnabé, lit n° 5, service de M. B. Anger. Le père de ce malade est mort à 88 ans, sa mère à 81, et tous deux ont joui pendant leur vie d'une excellente santé. Lui-même n'a jamais été malade et son état général est très-bon. Cependant, il y a deux mois, il a vu au niveau du cou plusieurs ganglions ; depuis six semaines il mange moins, il se plaint d'une légère difficulté de la déglutition ; toutefois il ne maigrit pas et ne faiblit pas. La tumeur placée au-dessous du sterno-mastoïdien soulève le muscle, elle est lobulée et remonte jusqu'à la partie inférieure de la parotide; mais elle ne paraît pas présenter d'adhérence aux os. On ne découvre rien dans les régions dont les lymphatiques se rendent aux ganglions du cou. Cette tumeur ne présente ni douleur, ni élancement; il n'y a pas de paralysie; la peau est tout à fait intacte. M. B. Anger hésite devant le développement de la tumeur et refuse de faire l'opération.

Obs. IV. (Personnelle.) — P... (Marie), âgée de 27 ans, sage-femme, entre le 14 décembre 1877 à l'hôpital de la Pitié, salle Saint-Jean, lit n° 1, service de M. Polaillon.

Le père est inconnu, la mère est bien portante et âgée de 48 ans; la malade elle-même ne présente les signes d'aucune diathèse, ni rhumatisme, ni scrofule ni syphilis. Elle n'a eu qu'une maladie, la fièvre typhoïde, à l'âge de 7 ans; elle a été réglée à l'âge de 14 ans d'une façon très-régulière jusqu'à 23 ans. Depuis cette époque les règles sont devenues beaucoup moins abondantes; pas de grossesse.

Il y a quatre ans cette femme a ressenti une douleur assez vive au niveau de la branche droite du maxillaire inférieur puis dans la région parotidienne du même côté. A cette époque il s'est manifesté vers le bord supérieur du sterno-mastoïdien un engorgement ganglionnaire qui en un an a acquis le volume qu'il présente aujourd'hui.

Cette tumeur diminue beaucoup et même disparaît presque entièrement l'été pour revenir l'hiver.

Actuellement la tumeur grosse comme le poing est peu mobile sur les parties profondes; elle est dure, n'offre aucune douleur spontanément ou à la pression.

Le 15 janvier. On passe dans la tumeur un fil d'argent faisant séton, la tumeur s'enflamme et l'on craint une adénite phlegmoneuse; les jours suivants il existe un peu de fièvre, et le 28 on enlève le séton.

Le 1er février. On fait vers la partie moyenne du bord

postérieur de la tumeur une cautérisation avec une flèche
de pâte de Canquoin ; on applique des flèches douze ou
treize fois, il s'élimine quelques débris de tissus sphacélés
avec une petite quantité de pus séreux. La malade se
plaint de maux de tête continuels depuis le début de sa
cautérisation.

Le 24 mars. Il existe au niveau de la tumeur une ouver-
ture grande comme une pièce de 2 francs, les ganglions
n'ont pas diminué de volume ; il y a quatre jours il s'est
montré dans la région sous-hyoïdienne un ganglion peu
volumineux, un peu douloureux et qui déjà a beaucoup
diminué depuis le début de son apparition.

Le 29. Depuis deux jours on trouve un point ramolli
au-dessus de l'ulcération, la peau est amincie à ce niveau
et on sent une fluctuation très-nette.

Le 30. La peau s'ulcère et se met à suppurer. La malade
ressent toujours des douleurs dans le côté droit de la tête
et de la face.

Le 7 avril. Cette femme quitte l'hôpital pour aller passer
quelques jours chez elle.

Le 15. Elle revient à l'hôpital dans un état beaucoup
plus mauvais que lors de sa sortie ; la tumeur est largement
ulcérée, elle offre environ 11 centimètres de diamètre en
tous les sens, la surface est très-saillante, mamelonnée,
noirâtre et donne lieu à une sécrétion ayant une forte
odeur de sphacèle. Les bords sont rouges et font une
saillie sur la peau environnante. La tumeur paraît s'être
étendue non-seulement en surface mais profondément.
L'état général reste le même.

Le 18. M. Polaillon prend la résolution d'enlever la tumeur, mais la malade étant déjà endormie il trouve que la
tumeur est beaucoup trop étendue et trop profonde et il
se contente d'appliquer sur son pourtour et à la surface
sans faire d'incisions au bistouri, de nombreuses flèches
de pâte de Canquoin.

Le 23. La malade a ses règles, peu abondantes comme
toujours depuis quatre ans. La nuit elle ne dort pas ; elle

ressent de la douleur à la tête, surtout à la région fron-
tale ; elle a des inquiétudes et des rêvasseries depuis le 18.

Le 1er mai. L'ulcération envahit un peu en arrière et en
haut.

Le 2. Une portion sphacélée du volume d'une très-
grosse noix s'élimine ce matin et peu à peu pendant tout
le mois presque toutes les parties sphacélées s'éliminent
de la sorte. Aussi à la fin de ce mois la plaie est en partie
détergée. Cependant l'induration augmente encore un peu
à la partie supérieure et M. Polaillon fait en ce point une
application de pâte de Canquoin.

Le 2 juillet l'état général est excellent ; la plaie est devenue beaucoup plus petite ; elle offre à peine le diamètre
d'une pièce de 5 francs en argent ; à la partie supérieure
seulement il reste encore quelques points indurés.

13 septembre. On applique encore des flèches de temps
à autre ; la plaie se rétrécit de plus en plus ; la santé générale reste parfaite, et cette femme quitte l'hôpital. Elle doit
prochainement se marier.

Les trois observations personnelles que nous
venons de rapporter ont trait à des lymphadénomes siégeant dans la région du cou. C'est là, en
effet, la forme de beaucoup la plus commune,
après cette variété, le lymphadénome axillaire est
celui qui fournit le plus grand nombre de cas ;
en voici deux observations qui nous sont personnelles et qui ont été recueillies tout récemment à
l'Hôtel-Dieu.

Obs. V. (Personnelle.) La nommée M... Anne, âgée de
21 ans, dévideuse de soie, entre le 24 mai 1879 à l'Hôtel-
Dieu, salle Sainte-Marthe, lit n° 8, service de M. le professeur Panas, suppléé par M. Marchand.

Le père de cette malade paraît avoir succombé, à l'âge de 45 ans, à la suite d'un phlegmon diffus. Il avait toujours joui d'une bonne santé. La mère est très-bien portante et, actuellement âgée de 49 ans, ne paraît sous le coup d'aucune diathèse. Un frère, âgé de 17 ans, jouit également d'une très-bonne santé.

La malade ne connaît dans sa famille personne qui ait jamais été malade. Elle-même est brune, forte et présente les attributs de la meilleure constitution. Cependant dans son enfance elle a eu, vers l'âge de 3 ans, quelques maux d'yeux ; elle serait, dit-elle, restée pendant un mois aveugle (peut-être ophthalmie phlycténulaire) ; actuellement il n'en reste pas de traces ni sur la cornée ni sur les paupières et l'acuité visuelle est normale. Vers l'âge de 4 ans elle a eu le croup, puis une variole ; mais sa santé n'en est pas resté altérée.

Elle a été réglée à 14 ans, régulièrement dès le début. Elle a d'assez nombreuses pertes blanches ; à l'époque de ses règles elle a des pertes assez abondantes, un peu de gastralgie, mais sans aucun autre dérangement. Elle n'a jamais eu de grossesse, ni rhumatisme, ni syphilis. Ainsi la seule diathèse appréciable chez elle est un peu de strume.

Il y a deux ans à peu près, cette jeune fille a remarqué par hasard dans son aisselle gauche une tumeur qui ne lui a jamais fait aucun mal et qui ne lui semble pas avoir changé depuis cette époque. Au début, dit-elle, cette tumeur devenait plus grosse huit jours avant les règles et disparaissait en partie quelques jours après. Elle ressentait alors quelques élancements, quelques picotements dans cette tumeur. Depuis cinq mois elle ne remarque plus ces oscillations. A l'époque des règles la tumeur ne présente aucune variation et ne donne lieu qu'à un peu de gêne dans les mouvements du membre supérieur gauche sans aucune douleur.

Actuellement on sent à la partie antérieure de la paroi interne du creux de l'aisselle gauche, au-dessous et en arrière du muscle grand pectoral, une tumeur formée par un amas de ganglions qu'on peut assez facilement distinguer les uns des autres. Ces derniers ganglions, nettement isolés, se perdent vers le sommet du creux de l'aisselle. La masse tout entière présente environ 12 centimètres de hauteur et 8 de largeur. En faisant contracter le grand pectoral, on voit que le muscle ne présente aucune adhérence avec les ganglions, tous situés en arrière de lui. Cette tumeur n'est nullement douloureuse à la pression, elle ne gêne pas sensiblement les mouvements et ne détermine aucun trouble de voisinage, ni œdème, ni engourdissement. La peau est intacte et mobile à ce niveau.

On ne trouve de ganglions en aucun autre point de l'économie; la santé générale n'a subi aucune altération et reste parfaite.

Diagnostic : Lymphadénome. Comme la malade a déjà subi pendant plusieurs mois et sans aucun succès un traitement par l'iodure de potassium et l'application de topiques, M. Marchand propose une opération qui est immédiatement acceptée.

Le mardi 27 mai, la malade étant sous le chloroforme, M. Marchand fait en arrière du bord inférieur du grand pectoral et parallèlement à ce bord une incision de 8 centimètres de longueur. Après la section de la peau et de l'aponévrose, on tombe sur une grosse masse ganglionnaire offrant le volume d'un œuf de poule. Cette masse est adhérente aux parties voisines par des tractus celluleux dans lesquels se trouvent quelques petits vaisseaux. On applique plusieurs ligatures sur des rameaux sanguins qui tous, sauf un, sont très-peu volumineux. Au-dessus de cette masse, en allant vers le sommet de l'aisselle, on trouve encore plusieurs ganglions, dont quelques-uns volumineux. Au total on enlève 7 ou 8 ganglions de divers diamètres.

A la coupe ces ganglions sont presque tous dégénérés; ils sont entourés d'une capsule fibreuse assez résistante, mais transparente. Leur masse offre presque partout un aspect jaunâtre et leur coupe ressemble à celle d'un marron : dégénérescence caséeuse.

Après avoir lavé soigneusement la plaie avec de l'acide phénique au 20°, M. Machand place un tube à drainage au fond de cette cavité et réunit par trois points de suture la partie supérieure de l'incision. Uu pansement de Lister complet est appliqué.

Depuis l'opération aucune complication ne s'est présentée en dehors d'une fièvre traumatique légère survenue le lendemain. La malade ne se plaint que d'un peu de douleur à la pression dans la région sous-claviculaire. Voici d'ailleurs la température :

Le soir même de l'opération, mardi 27, T. A. 39,5.

M. 28 au matin, T. A. 38. S. 40,6.

D. 29. M. T. A. 38,2. S. 38,3,

V. 30. M. T. A. 38,2. S. 38,4.

S. 31. M. T. A. 38. S. 38,2.

D. 1er juin. M. T. A. 37,4. S. 38,2.

Depuis ce jour la température est redevenue tout à fait normale.

Obs. VI. (Personnelle.) Le mercredi matin, 4 juin 1879, se présente à la consultation de l'Hôtel-Dieu, à M. Marchand, un homme de 35 ans, D... (Floribert), employé au chemin de fer du Nord.

Le père et la mère de ce malade vivent encore et se sont toujours très-bien portés. Lui-même jouit d'une santé excellente et on ne lui trouve comme antécédents morbides qu'une variole en 1869. Il a deux enfants très-vigoureux et qui n'ont jamais été indisposés.

Il y a cinq ans, sans avoir jamais eu aucune lésion de voisinage, ce malade a trouvé par hasard dans son aisselle droite un petit ganglion lui roulant sous le doigt. Peu à peu d'autres ganglions sont venus s'y joindre et la masse s'est développée, mais très-lentement. Depuis un an cependant la marche est devenue plus rapide; la santé reste excellente et il n'existe aucun trouble de voisinage, sauf parfois un peu d'engourdissement dans le bras droit. La

tumeur elle-même était toujours restée parfaitement indo-
lente, mais depuis deux mois elle est le siége de quelques
élancements et elle subit un accroissement plus rapide. La
peau est rouge à ce niveau et adhérente par places. A la
partie postérieure et inférieure de la tumeur on trouve une
demi-fluctuation.

Le malade tousse parfois, mais sans maigrir; il crache
un peu le matin; à l'auscultation on ne trouve qu'un léger
degré d'emphysème pulmonaire. Dans les autres régions
de l'économie les ganglions ne sont pas hypertrophiés; il
existe seulement un ganglion assez petit dans le creux sus-
claviculaire. Cependant, à cause de l'adhérence de la peau
et du ramollissement de la masse ganglionnaire, M. Marchand hésite devant une opération et conseille au malade
un traitement par l'iodure de potassium et la pommade
iodurée sans en attendre un grand résultat.

En dehors des diverses régions du cou et du
creux axillaire où l'on observe le plus commu-
nément le lymphadénome, on peut encore voir
débuter cette affection dans les glandes lacry-
males comme nous en citons un exemple, dans
la région parotidienne dans le médiastin, dans
le pli de l'aîne, etc.

Le lymphadénome de la glande lacrymale est
très-rare, c'est pourquoi nous résumons le cas
suivant publié dans les Archiv für opthalmologie
de von Graefe (1).

Obs. VII. Arnold et Becker rapportent l'observation
d'un homme de 34 ans qui depuis l'âge de 19 ans souffrait
d'une conjonctivite binoculaire. A cette conjonctivite s'était

(1) Vol. XVIII, part. 2.

jointe, depuis l'âge de 39 ans, une exophthalmie symé-
trique produite par des tumeurs que l'on pouvait sentir au
niveau de la glande lacrymale de chaque côté. Ces deux
tumeurs furent enlevées par le bistouri et les yeux reprirent
leurs fonctions. La sécrétion lacrymale n'en diminua pas
sensiblement. Par la suite il se développa sur chaque œil
un symblépharon.

L'examen histologique des tumeurs enlevées montra
qu'il s'agissait d'un lymphadénome. Au bout de 21 mois
il n'y avait pas encore de récidive.

Les symptômes de voisinage sont surtout marqués lorsqu'il s'agit d'un lymphadénome siégeant
dans le cou. Le larynx et la trachée sont alors
refoulés, comprimés, surtout lorsque la tumeur
est bilatérale. Le pharynx et l'œsophage échap-
pent ordinairement aux effets de la compression.
Cependant la déglutition peut être assez difficile
quand l'amygdale elle-même est intéressée. Le
voisinage de la trompe d'Eustache entraîne dans
ces cas des troubles de l'ouïe.

Le refoulement des vaisseaux et leur compression contre les vertèbres cervicales peut donner
lieu à de l'anémie (par aplatissement des caroti-
des) ou à de la congestion cérébrale (par
aplatissement de la veine jugulaire interne).
Quand le lymphadénome comprime les vaisseaux
il est bien rare qu'il ne gêne pas en même temps
le fonctionnement des nerfs pneumogastriques
et grand sympathique; il en résulte divers troubles fonctionnels : troubles respiratoires et car-
diaques par compression du pneumogastrique;

raucité de la voix ou aphonie par altération du récurrent; rétrécissement de la pupille et congestion de la conjonctive, par paralysie des filets du grand sympathique.

Nous donnons ci-dessous le résumé d'une observation dans laquelle ces nombreux troubles de voisinage ont pu être observés.

Obs. VIII (par M. Pauffard, empruntée à la thèse de M. Humbert),

B... (Auguste), 20 ans, jardinier, très-lymphatique, entre le 4 juillet 1877 à Necker, salle Saint-André, chez M. Guyon, pour une tumeur énorme de la moitié droite du cou, compliquée d'œdème du bras droit et de troubles respiratoires profonds.

Pas de maladie avant 17 ans, mais couchait à la pluie et au froid. Mère bien portante, mais eczéma et varices aux jambes, père aliéné, sœur bien portante. Aux époques d'humidité, douleurs rhumatismales erratiques dans les membres et au jointures; gourmes dans l'enfance; pas d'autres manifestations strumeuses.

Il y a trois ans, il a vu survenir au côté gauche du cou quelques ganglions qui ont augmenté lentement de volume et ont atteint celui d'un œuf de pigeon. Au bout d'un mois, diminution, puis disparition complète sous l'influence de friction, avec une *pommade*, en l'espace d'une semaine.

Janvier 1877, même tuméfaction à gauche, puis la droite se prend et ceux de droite arrivent en six semaines à former une masse énorme, dure; ceux de gauche s'étaient arrêtés.

Actuellement une tumeur ganglionnaire considérable, oblongue de haut en bas, occupe le côté droit du cœur, remontant en haut jusqu'à la parotide et la glande sous-maxillaire, et englobant en bas, d'une part, les ganglions sus et sous-maxillaires; d'autre part, les ganglions de l'aisselle qui compriment les nerfs et les vaisseaux axillaires.

Au niveau de la tumeur, la peau est d'un blanc mat et est mobile; à la palpation, on sent une dureté considérable, comme cartilagineuse: quelques bosselures çà et là; les ganglions superficiels et profonds du cou sont confondus ensemble; la tumeur n'est pas mobile, formant un relief énorme, convexe, assez régulier, elle déjette la tête un peu à gauche; la face est un peu cyanosée et œdématiée aux paupières et dans sa moitié inférieure; on sent, à gauche, les ganglions sous-maxillaires, qui, peu volumineux, sont à peine appréciables. Peu d'œdème au cou, même à droite; mais l'épaule est complétement infiltrée de sérosité, ainsi que tout le membre supérieur depuis les doigts jusqu'au deltoïde; l'œdème s'étend à toute la paroi thoracique, mais est plus marqué à droite. Au même membre supérieur, il y a un abaissement de température de 2° environ, de l'anesthésie incomplète dans toute sa longueur, de l'analgésie. Il y a aussi de la parésie musculaire, qui fait que le malade peut à peine remuer le bras sans le secours du membre gauche; il y a enfin des douleurs le long des nerfs, exaspérées par le moindre mouvement, par une mauvaise position dans le lit, et assez violentes la nuit pour produire de l'insomnie depuis quinze jours.

Dans la plèvre droite épanchement notable de haut en bas, avec dyspnée excessive et douleurs thoraciques, surtout à l'inspiration. Dans les autres régions peu ou pas de ganglions, sauf dans le creux sus-claviculaire et l'aisselle gauche, où ils sont peu développés. Respiration plus courte et plus fréquente (pas de fièvre); cœur non déplacé, sans altération organique ou rhythmique. Rien d'anormal à son auscultation, ni à celle du poumon gauche.

Le sang, moins coloré qu'à l'état normal, présente à la numération des globules une diminution appréciable des hématies et une légère augmentation dans le nombre des leucocytes, pas de leucocythémie.

Bon appétit, digestion facile; selles régulières, urines de temps en temps de couleur foncée, sans dépôt, faiblesse générale assez grande, quelques somnolences courtes dans la journée, le malade reste toujours dans son lit.

Diagnostic. — Lymphadénome sans leucémie. Traitement, pas d'opération possible, toniques, fortifiants, quinquina, bonne noûrriture, iodure de potassium, d'emblée six grammes par jour; lait.

15 juillet. Un peu d'amélioration ; moins de douleurs et d'œdème brachio-thoracique, avec quelques piqûres de morphine le sommeil est revenu.

Le 20. Même amélioration, moins de douleurs à la respiration ; moins de dypsnée.

. 2 août. Les accidents tendent à s'aggraver et à récidiver avec une nouvelle intensité.

Le 7. Le malade se sent plus mal, veut partir chez lui. Etat déplorable. Exeat.

Lorsque le lymphadénome siége à la racine des membres il peut ne déterminer aucun symptôme de voisinage, et c'est le cas de notre malade de l'observation VI; mais le plus souvent par suite de la compression des vaisseaux et des nerfs il provoque de l'œdème, de la petitesse du pouls, de l'anesthésie ou de la douleur et des fourmillements. Voici un exemple de ces complications.

Obs. IX (par M. Bellouard, thèse Humbert, page 77). — M. D..., de Strasbourg, 63 ans, vient à Paris, au mois d'avril 1878, pour se faire enlever des tumeurs, M. Richet constate dans les deux aisselles, surtout à droite, sur laquelle le malade attire uniquement l'attention, un gonflement irrégulier formé par des bosselures volumineuses à surface arrondie, lisses offrant une certaine résistance. En palpant attentivement on voit que ces tumeurs ont pour ainsi dire gardé leur individualité propre, aucune adhérence n'existe entre cette masse et les parties molles ou les os et la peau. Celle-ci d'ailleurs n'offre aucune modification de structure ni de coloration.

La lésion a gagné non-seulement l'aisselle mais le creux sous-claviculaire dont la dépression est remplacée par une saillie anormale. Le malade n'éprouve pas de douleurs, pas de fourmillement, mais une certaine gêne, jointe à l'accroissement constant du gonflement, décide le malade à réclamer les secours de la chirurgie. L'opération consiste dans l'incision de la peau et l'ablation de cette tumeur et le malade guérit.

Le lymphadénome du médiastin peut donner lieu à tous les symptômes qui se rapportent d'ordinaire aux tumeurs de cette région. Ainsi, dans un cas rapporté par M. Pasturaud dans le Progrès médical de 1874, il y eut des douleurs sous-sternales, de l'œdème du bras gauche, de la phlébite des veines du bras, puis une douleur subite dans la poitrine attribuée à une embolie. Bientôt apparut la stase dans la jugulaire e . même temps que la matité sous-sternale augmentait. La malade mourut dans la prostration la plus complète.

Le lymphadénome peut occuper d'abord un ganglion intra-pelvien et provoquer une hémorrhagie intra-péritonéale suivie de péritonite (1).

Les cas de lymphadénome ayant débuté par le

(1) Darrasse. Th. de Paris, p. 21.

pli de l'aine sont rares, nous en avons rencontré peu d'exemples.

MARCHE.

La marche du lymphadénome est souvent très-irrégulière, nous en donnons un exemple dans l'observation VI. Chez la jeune fille qui en fait le sujet la tumeur subissait régulièrement un accroissement notable à l'époque des règles. Le flux menstruel a d'ailleurs sur le lymphadénome une influence qui a été signalée par plusieurs auteurs.

M. le professeur Potain (1) raconte le fait d'une malade chez laquelle la tumeur offrait un développement anormal à chaque menstrue. Chez une malade de Darasse cette fluxion se traduisait par des hémorrhagies à la surface de l'ulcération. Dans une observation de Grocler, les règles furent supprimées au moment de l'accroissement de la tumeur. Enfin M. Marchand a observé une femme chez laquelle la grossesse et l'accouchement firent presque entièrement disparaître une tumeur lymphatique.

L'érysipèle peut avoir sur la marche du lymphadénome une influence très-favorable, comme il en exerce une parfois sur la disparition de quelques affections cutanées. Ainsi chez un homme

____

(1) Potain. Th. d'agrégation, 1860.

âgé dont parle M. Grocler, une tumeur ganglionnaire, reconnue plus tard à l'autopsie comme un
lymphadénome, disparut presque complétement
sous l'influence d'un érysipèle intercurrent, mais
elle reparut bientôt et le malade mourut subite-
ment. A l'autopsie on constata une altération de
la carotide et du pneumogastrique.

Le lymphadénome, abandonné à lui-même,
peut parfois se terminer spontanément par résolution, mais le fait est rare et en général, il subit
une dégénérescence, caséeuse le plus souvent.
Cette dégénérescence débute par le centre de la
tumeur ou par un ou plusieurs points de la
périphérie, qui offrent alors l'aspect de petits
noyaux blanchâtres disséminés dans l'épaisseur
du ganglion. Dans les lymphadénomes purs
l'ulcération est en général tardive. La peau se
rompt lorsqu'elle est fortement distendue par une
néoplasie volumineuse, mais cette ulcération
n'offre rien de spécial, elle est analogue à celle
que l'on peut voir au niveau de toutes les tumeurs
bénignes qui, en augmentant de volume, finis-
sent par trop amincir la peau.

Lorsque les tumeurs se multiplient elles peuvent envahir les divers organes splanchniques et
alors, par suite de la perturbation jetée dans les
fonctions de l'économie par ces corps étrangers,
si bénins qu'ils puissent être en eux-mêmes,
l'état cachectique se manifeste et s'accentue de
plus en plus, on voit apparaître de la diarrhée,

des vomissements, des sueurs profuses, des accès fébriles, à type intermittent ou rémittent ; des hémorrhagies se font : soit par la surface ulcérée de la tumeur, soit sous forme de purpura, d'épistaxis ou de mæléna ; on peut trouver des épanchements dans les séreuses, épanchemeuts dus à l'inflammation de voisinage ou produits mécaniquement par la compression des vaisseaux. Dans ces cas la mort arrive par affaiblissement général ou par asphyxie.

Un autre mode de terminaison funeste se montre lorsque les tumeurs, après avoir distendu et ulcéré la peau, donnent lieu à une suppuration incessante. Alors on peut observer la leucocythémie, conséquence de l'affaiblissement de l'organisme, mais sans rapport immédiat et forcé avac la dégénérescence ganglionnaire. Cette complication ne peut être décelée que par l'examen du sang. Rien dans les symptômes ne vient ordinairement appeler l'attention sur ce sujet.

PRONOSTIC

Le pronostic peut se baser sur l'âge du sujet, le bon état antérieur de sa constitution, la lenteur du développement de la tumeur. Ces signes doivent faire pencher vers l'idée d'un pronostic favorable. M. Duplay ajoute un autre signe en faveur de la bénignité de l'affection : c'est le sens dans lequel la tumeur se développe. Dans le lymphosarcome l'extension se fait en général sur la route suivie par la lymphe ; au contraire dans le lymphadénome, le développement s'effectue dans l'ordre inverse ou au moins dans un sens irrégulier.

Il faut faire des réserves au point de vue du pronostic même, lorsque les conditions les plus favorables paraissent réunies. Il n'est pas rare en effet, de voir un lymphadénome affecter pendant longtemps une marche lente et en apparence très-bénigne pour se développer ensuite rapidement et entraîner la cachexie en se généralisant dans les organes sphanchniques.

DIAGNOSTIC.

Nous insisterons peu sur le diagnostic entre le lymphadénome et les tumeurs siégeant en dehors des ganglions. Les tumeurs de la peau : kystes sébacés, tumeurs érectiles, lipomes, n'offrent avec le lymphadénome aucun point de ressemblance.

Dans le cou, des tumeurs du corps thyroïde peuvent occuper le même siége que cette affection, mais elles suivent le larynx pendant les mouvements de déglutition. Quant aux anévrysmes, leur réductibilité et leurs mouvements d'expansion n'offrent rien de commun avec ce qu'on observe dans l'hypertrophie ganglionnaire.

Le diagnostic devient très-difficile et même parfois imposssible, au moins au début, lorsqu'il s'agit de tumeurs siégeant dans les ganglions. L'adénite inflammatoire aiguë simple ne saurait longtemps être confondue avec le lymphadénome et dans le cas où l'adénite passe à l'état chronique, la suppression de la cause qu'il est généralement facile de retrouver fait rapidement cesser l'effet.

Le diagnostic est plus difficile pour les engorgements chroniques de nature scrofuleuse ou tuberculeuse, les adénopathies syphilitiques, le cancer primitif ou secondaire, l'épithéliome secondaire, les kystes des ganglions.

Les *tumeurs scrofuleuses* sont l'apanage de la jeunesse, elles appartiennent à un âge généralement moins avancé que le lymphadénome et s'accompagnant toujours des autres attributs du tempérament strumeux. Dans les antécédents on peut retrouver le plus souvent de la gourme, des engorgements ganglionnaires dès le premier âge, de l'impétigo de la face et du sillon auriculo-mastoïdien, des blépharites, des phlyctènes de la cornée. Au contraire le lymphadénome, s'il se montre parfois chez des scrofuleux, existe le plus souvent chez des individus de la meilleure constitution.

Les manifestations de la scrofule sont multiples, tandis que les tumeurs dont nous nous occupons sont en général isolées à leur début.

Les adénites scrofuleuses, formées d'éléments d'une organisation incomplète, subissent facilement la dégénérescence caséeuse, s'enflamment, suppurent ; tandis que le lymphadénome peut rester très longtemps sans subir aucune modification notable. Il est bien rare que l'adénite laisse une masse ganglionnaire aussi distincte et aussi facilement isolable que celle du lymphadénome. Chez les scrofuleux les ganglions sont tuméfiés ; ils sont entourés d'un empâtement diffus, amené par la périadénite et l'adéno-phlegmon.

Lorsqu'il s'est fait une ulcération de la peau, l'aspect est encore bien différent ; le ganglion strumeux se vide et l'on trouve un véritable abcès ganglionnaire au-dessous de l'ulcération superficielle, au contraire lorsque le lymphadénome en augmentant de volume a fini par déchirer la peau trop fortement distendue, il reste au même niveau ou même fait hernie à travers cette rupture du tégument.

Le traitement général peut lui aussi fournir d'excellents renseignements; car, absolument nul dans le lymphadénome, il amène au contraire dans l'adénite strumeuse de notables modifications.

Nous ne discuterons pas ici la question de savoir s'il faut distinguer l'adénite scrofuleuse et *l'adénite tuberculeuse*. Nous croyons cependant avec Virchow, Cornil et Ranvier que ces deux affections sont différentes non-seulement au point de

vue histologique pur, mais aussi au point de vue
clinique. Le tubercule débute rarement par le
ganglion lui-même et, lorsque cela arrive, il
détermine toujours sur son pourtour un travail
inflammatoire qui entraîne le ramollissement et
la suppuration du ganglion. Ici encore il se
forme une véritable caverne, fait que nous ne
trouvons jamais dans le lymphadénome.

Les *adénopathies syphilitiques* deviennent moins
souvent volumineuses et n'acquièrent pas des
dimensions aussi considérables. Elles s'accom-
pagnent généralement d'autres manifestations
de la même diathèse.

Le *cancer primitif des ganglions* est rare, il appa-
raît surtout vers l'âge de 50 ans, époque où le
lymphadénome bénin devient au contraire très
rare. D'ailleurs la marche et les symptômes généraux sont tout différents.

Les *kystes ganglionnaires* sont fort rares et il
n'est besoin que de les signaler.

Les différences cliniques qui séparent le lymphadénome bénin du lymphosarcome sont les plus
difficiles à indiquer, du moins au début. Le lymphosarcome mou, formé surtout par la prolifération cellulaire, offre une consistance plus
molle que le lymphadénome pur ; d'autre part sa
marche est plus rapide, son développement plus
considérable ; il a plus de tendance à envahir la
peau et à s'ulcérer. Le lymphosarcome dur,
formé par la prolifération de l'enveloppe con-

jonctive offre une consistance très-dure, il a peu de tendance à s'ulcérer, mais il est une cause de cachexie et entraîne les symptômes généraux des tumeurs malignes.

En résumé le diagnostic clinique peut être des plus difficiles; il sera parfois impossible de diagnostiquer un lymphadénome d'un sarcome au début et le microscope seul pourra trancher la question.

TRAITEMENT.

Il est peu de modes de traitement qui n'aient été mis en usage contre le lymphadénome. Nous les passerons successivement en revue, mais sans insister beaucoup sur chacun d'eux. Le traitement peut être général ou local.

On a beaucoup employé le traitement par l'iodure de potassium et les pommades iodurées, mais il est peu d'observations qui aient donné de bons résultats.

Les eaux minérales ont surtout agi dans certains cas pour relever la constitution affaiblie. C'est ainsi qu'on a recommandé les eaux chlorurées sodiques, les eaux sulfureuses, l'eau arsenicale de la Bourboule (Hérard). Trousseau recommandait les bains de sublimé. Chez un étudiant en droit, âgé de 21 ans, et affecté d'un énorme lymphadénome occupant la gaîne des vaisseaux carotidiens et soulevant le muscle sterno-cléido-

mastoïdien dans presque toute sa longueur,
M. Verneuil, a obtenu une diminution notable par
les bains de mer et le séjour sur le littoral.

Le même chirurgien a obtenu une grande
amélioration par l'emploi de l'huile phosphorée,
à la dose de 1 à 3 capsules par jour, chacune de
ces capsules contenant 5 milligr. d'huile. Chez
un homme de 28 ans, de forte constitution, chez
lequel tous les ganglions de la moitié droite du
cou étaient hypertrophiés, on vit à la suite de
cette médications disparaître un certain nombre
de tumeurs (thèse de Grocler, obs. XI).

Il est bon d'ajouter que les beaux résultats
fournis par ces divers médicaments n'ont été que
passagers et se sont repoduits dans bien peu de
cas. Aussi le plus souvent le traitement médical
doit se borner à soutenir les malades et à com-
battre les progrès de la cachexie.

Traitement chirurgical. — Les divers moyens chi-
rurgicaux ont pour but de provoquer la résolution
ou la fonte purulente des néoplasmes.

La compression avec la ouate, les vésicatoires,
les émissions sanguines locales rentrent dans les
moyens qui échouent avec le plus de régularité.

Divers procédés consistent à agir directement
sur les ganglions eux-mêmes, dans le but d'a-
mener leur dégénérescence, tels sont le séton,
l'électropuncture les flèches caustiques. Nous

(1) Th. Bergeron, obs. 11, p. 68.

avons vu dans notre observation IV un exemple remarquable de guérison obtenue par ce seul moyen.

Depuis la publication d'un ouvrage de M. le Dr Luton (de Reims) sur les injections interstitielles faites dans le but d'obtenir la guérison de dégérescences ganglionnaires, on a beaucoup employé ce moyen contre le lymphadénome et quelquefois avec succès. Ainsi chez un malade de 31 ans, offrant un lymphadénome des deux côtés du cou, M. Anger fit deux fois par semaine et pendant six mois des injections de teinture d'iode. Il eut une disparition complète des tumeurs du côté droit, et une diminution sensible de celles du côté gauche. L'amélioration persista pendant plusieurs années (thèse de M. Legallois, obs. XI, Paris, 1872).

Les injections interstitielles de liqueur de Fowler ont également à leur actif quelques succès.

M. Darrasse a vu, dans le service de M. Panas, deux hommes jeunes et d'excellente constitution affectés de lymphadénome unilatéral du cou, et chez lesquels des injections de 2 gouttes de liqueur de Fowler répétées tous les jours pendant près d'un mois amenèrent une diminution sensible de la tumeur. Malheureusement les injections interstitielles ne sont pas toujours bien supportées, elles peuvent produire des complications inflammatoires et causer des suppurations intarissables.

Le traitement par excellence du lymphadénome

est assurément l'extirpation. Mais faut-il toujours opérer le lymphadénome? Les chirurgiens ont beaucoup varié d'opinion sur ce sujet. Ceux qui ne voient dans le lymphadénome qu'un symptôme de la lymphadénie proposent l'abstention. Au contraire, ceux qui voient là surtout une hypertrophie ganglionnaire, sans état général obligé, recommandent une intervention prompte et radicale.

Dans la discussion qui a eu lieu en 1872 à la Société de chirurgie sur ce sujet, M. Panas formula ainsi les contre-indications opératoires : Il ne faut pas opérer sans nécessité absolue et à moins d'accidents menaçants pour la vie, dans les cas de généralisation viscérale, d'envahissement de plusieurs autres régions, d'altérations du sang, de cachexie.

Dans le cou, une contre-indication opératoire formelle est tirée du volume trop considérable de la masse ganglionnaire qui rendrait par trop incertain le résultat de l'opération.

Quant au procédé opératoire, voici l'exposé de la méthode de M. Verneuil, fait par M. Marchand, qu'il a mis en pratique lui-même et avec beaucoup de succès chez la malade qui fait le sujet de notre observation V : « M. Verneuil a proposé et met en usage dans sa pratique une méthode particulière pour l'extirpation des tumeurs situées dans une région dangereuse. Cet habile chirurgien ne procède à l'isolement des parties profondes que d'une façon lente et ménagée au moyen des doigts ou d'instruments mousses. Lorsqu'on atteint un vaisseau offrant quelque volume, la section en est pratiquée entre deux ligatures; il en est de même des tractus cellulo-fibreux qui ne pourraient être détruits sans l'aide de l'instrument tranchant.

Lorsque la région le permet ou que les connexions vasculaires l'exigent, les vaisseaux de quelque importance qui se rendent à la tumeur sont sectionnés et liés, puis la tumeur, isolée de ses connexions avec les parties profondes, est renversée de manière à n'être plus reliée que par un pédicule contenant ses vaisseaux profonds à leur entrée dans le néoplasme. Une double ligature est appliquée et les vaisseaux sont sectionnés. »

(1) Marchand. Progrès médical, 1874.

CONCLUSIONS.

Le lymphadénome vrai ou bénin est une affection caractérisée histologiquement par l'hypertrophie parallèle de la trame fibreuse et de la substance cellulaire dont se compose un ganglion lymphatique.

Cette affection n'offre aucune étiologie déterminée, mais elle se montre presque toujours chez des individus d'une constitution vigoureuse.

Cette affection n'offre pas de rapport obligé avec la leucocythémie et le pronostic ne devient grave que si la généralisation ganglionnaire entrave le fonctionnement des principaux organes de l'économie.

INDEX BIBLIOGRAPHIQUE.

Cornil. — De l'adénie, Archives générales de médecine, tome II, 1865.

Spillmann. — De la pseudo-leucémie, Dictionnaire générale de médecine, tome II, 1867.

Nepveu. — Le lymphosarcome malin, Archives générales de médecine, 1872. tome II, p. 79.

Audineau. — Du lymphosarcome, thèse de Paris, 1872.

Bergeron (Henri). — Sur les tumeurs ganglionnaires du cou, thèse de Paris, 1874.

Grocler. — Du lymphadénome, thèse de Paris, 1873.

Goglioso. — Histoire du lymphosarcome vrai, thèse de Paris, 1874.

Cornil et Ranvier. — Manuel d'histologie pathologique, 1874.

Darrasse. — Contribution à l'histoire du lymphadénome, thèse de Paris, 1876.

Claudot (M). — Notes sur les lymphadénome du médiastin, recueil de mémoires de médecine et pharmacie militaires, page 271, 1876.

Humbert (G.). — Des néoplasmes des ganglions lymphatiques, thèse de concours, Paris, 1878.

Gillette. — Art. cou in dict. encycl. de sc. méd.

Laboulbène (A). — Nouveaux éléments d'anatomie pathologique descriptive et histologique, Paris, 1879

Paris. — A. PARENT, imprimeur de la Faculté de Médecine, rue M.-le-Prince, 31.

9 782016 197356